RÉSECTION TEMPORAIRE

DE LA

PAROI EXTERNE DE L'ORBITE

(Opération de Krönlein)

pour le traitement des tumeurs de l'orbite

Par le Dʳ P. ARDOUIN (de Cherbourg),

Ancien Interne des Hôpitaux de Paris,
Membre de l'*Association française de Chirurgie*,
Chirurgien du Dispensaire de la Croix-Rouge et de l'Hôpital civil de Cherbourg.

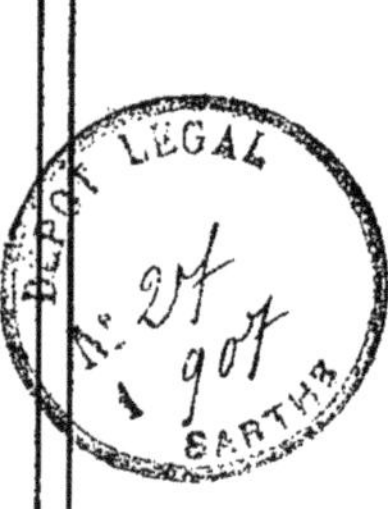

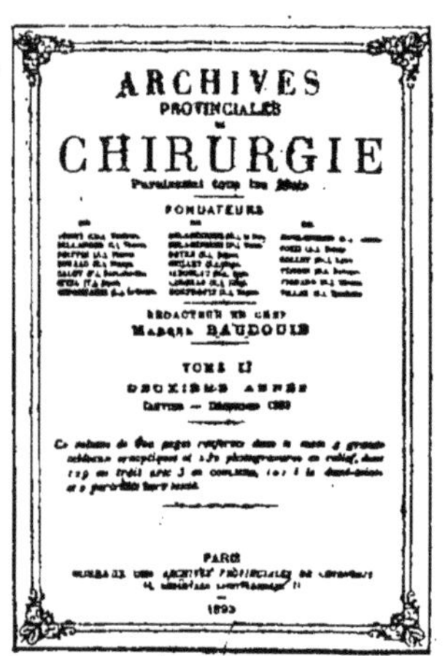

Tiré a part des *Archives Provinciales de Chirurgie*
Numéro 12, Décembre 1906.

ADMINISTRATION :

IMPRIMERIE

12, Place des Jacobins, 12

LE MANS (Sarthe)

RÉDACTION

Adresser tout ce qui concerne
la Rédaction :
à M. le Dʳ MARCEL BAUDOUIN
21, rue Linné, PARIS, Vᵉ.

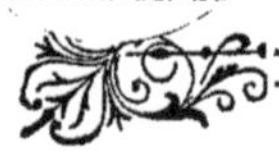

1906

Résection temporaire de la paroi externe de l'orbite (Opération de Krönlein) pour le traitement des tumeurs de l'orbite.

PAR LE D^r.

P. ARDOUIN (de Cherbourg),

Ancien Interne des Hôpitaux de Paris,
Membre de l'*Association française de Chirurgie*,
Chirurgien du Dispensaire de la Croix-Rouge
et de l'Hôpital civil de Cherbourg.

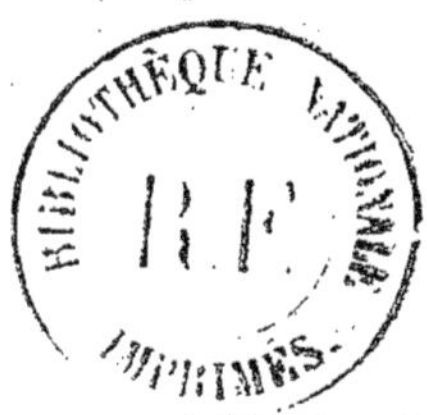

La résection temporaire de la paroi externe de l'orbite, faite pour la première fois en 1886 et décrite en 1887 par Krönlein (de Zurich), a été peu pratiquée en France. C'est à peine si les traités classiques récents en font mention. Elle a été l'objet d'un travail sérieux de la part de M. J. Chaillous (Thèse inaugurale) (1), qui l'a étudiée d'une façon complète, au double point de vue du diagnostic et du traitement des affections de l'orbite. Ses conclusions sont les suivantes :

· 1° L'opération de Krönlein, résection temporaire de la paroi ou plutôt du bord orbitaire externe, sera l'opération de choix dans les cas de tumeurs du nerf optique ;

2° Dans les cas de kystes de l'orbite, si la ponction, suivie d'une injection de sublimé 1/1000ᵉ, n'amène pas la disparition des symptômes, l'opération de Krönlein devra être préférée à toute autre opération ayant pour but d'intervenir dans l'orbite, en conservant le globe oculaire ;

3° Quand le diagnostic sur la nature d'une tumeur de l'orbite sera hésitant, on ne devra jamais « énucléer » d'abord, et « voir » ensuite ; mais toujours faire comme premier temps de l'intervention la résection temporaire du bord orbitaire externe.

J. Chaillous a réuni 51 observations, dont cinq seulement sont françaises : une de Quénu, trois de Valude, et une de Chevallereau et Chaillous. Au XXXIVᵉ Congrès de la Société Allemande de Chirurgie tenu à Berlin en avril 1905, M. Helbron (de Berlin) pouvait citer 140 cas d'opérations de Krönlein, qu'il avait recueillis dans les diverses littératures. Dans tous ces faits, sauf deux, l'œil avait pu être conservé dans sa situation et avec ses rapports normaux. L'exophtalmie, de

---

(1) J. Chaillous. *L'opération de Krönlein dans les affections de l'orbite.* Th., Paris, 1900.

même que l'enophtalmie, n'avaient été constatées que rarement. Par contre, on avait fréquemment observé à la suite de l'opération des troubles trophiques du globe oculaire.

Aussi nous a-t-il paru intéressant de relater un fait personnel, où l'intervention, après plus de seize mois, n'a été suivie d'aucun trouble, si ce n'est de légères douleurs n'empêchant pas le travail.

OBSERVATION.

Tumeur de l'orbite gauche (Sarcome). — Résection temporaire de la paroi externe de l'orbite (Opération de Krönlein). — Guérison.

M. R.., de Br.., 59 ans, m'est adressé, le 20 août 1905, par mon confrère le docteur Lefrançois, ophtalmologiste distingué, qui diagnostique une tumeur de l'orbite, et me confie le soin de pratiquer l'opération de Krönlein.

Le malade vient surtout à cause de douleurs vives, qui ont débuté sept mois auparavant et prédominent dans le front à gauche. Depuis deux mois est apparue de l'exophtalmie ; le globe oculaire est projeté directement en avant à fleur de sourcil, tandis que du côté droit sain le globe est plus enfoncé que chez la plupart des sujets ; l'exophtalmie est donc considérable. Les paupières recouvrent cependant complètement l'œil sans effort, lorsque le malade le désire.

Le globe oculaire est parfaitement mobile. La cornée est normale ; la pupille également sensible à la lumière. La vision est presque normale. La conjonctive est rosée et un peu œdémateuse au-dessous d'une ligne horizontale passant par les angles des paupières.

La palpation n'est pas douloureuse. Le globe n'est pas tendu. Pas de battement, pas de frémissement. Entre le globe et le rebord orbitaire, en arrière de la paupière inférieure, on sent un petit boudin, allant du nez au tiers externe du rebord orbitaire. (L'opération démontre que c'est un prolongement de la tumeur).

Il n'existe aucune déformation osseuse, pas plus du côté de l'orbite que du côté de la région temporale. L'œil droit est normal. L'état général est excellent, sauf albuminurie très légère.

La veille de l'opération, on lave soigneusement la région ; on rase le sourcil gauche et la partie voisine du cuir chevelu.

OPÉRATION. — 21 août 1905. Opération sous le chloroforme, avec l'aide des docteurs Lefrançois et Le Duigou.

La tête du malade étant penchée à droite, on fait une incision verticale, presque rectiligne, sur l'apophyse orbitaire du malaire, partant de 1 cm. 1/2 au-dessus du sourcil, longue de 6 à 7 centimètres. Après pincement de quelques vaisseaux, on incise le périoste dans le même sens ; on le récline en dehors et en dedans prudemment avec une rugine droite. En dedans, dans l'orbite, il se laisse facilement décoller de la paroi osseuse externe. De petits écarteurs sont placés, et, à l'aide de l'ostéotome de Mac Even, petit modèle bien tranchant, et du maillet, on sectionne l'os : 1º au-dessus exactement de la branche horizontale du malaire, en pénétrant presque horizontalement pour rejoindre la fente sphéno-maxillaire, à petits coups ; 2º à 8 millimètres environ au-dessus de l'extrémité inférieure de l'apophyse orbitaire du frontal, obliquement de haut en bas et d'avant en arrière, pour rejoindre la première section.

Les sections se font assez facilement : un volet osseux triangulaire est ainsi séparé et attiré au dehors par l'écarteur, en même temps que le lambeau cutané auquel il est resté adhérent.

J'incise alors le périoste interne horizontalement, dans le sens des nerfs ; la graisse de l'orbite fait immédiatement issue. Cela saigne peu et on voit bien clair. Je n'aperçois pas de tumeur. J'introduis alors l'index dans l'orbite par la brèche périostique, et je sens à la partie antérieure de la face orbitaire inférieure, entre le globe et le périoste, une masse aplatie, rénitente, se prolongeant vers la face interne, et allant en arrière à 3 centimètres au moins. J'essaie de la décortiquer avec la spatule : elle vient par lambeaux ; puis j'en enlève le plus possible avec la curette ; cela saigne un peu ; mais l'hémorragie s'arrête rapidement par la compression.

Je laisse au niveau du siège de la tumeur une petite mèche de gaze stérilisée, qui comprime et draine ; puis, rapprochant les lèvres du périoste, je remets en place le lambeau osseux réséqué et par dessus, pour le fixer, je réunis le périoste par un catgut. Suture de la peau, ménageant seulement le passage de la mèche de gaze servant au drainage. Pansement stérilisé ouaté, légèrement compressif.

Une ecchymose se forme dès à présent sous la paupière inférieure.

Le pansement est légèrement taché de sang dans la journée. Le malade se trouve très bien, calme. Le pouls est normal.

Les *Suites* sont bénignes. — Deux jours plus tard (23 août), j'enlève la mèche de gaze. Il existe du gonflement avec ecchymose de la paupière inférieure.

28 août. — Pansement. Ablation des fils. Réunion par première intention. Peu de diminution de l'exophtalmie. Légère ecchymose sous-conjonctivale et petite ecchymose de la joue. Le malade souffre un peu moins et quitte la maison de santé.

4 septembre. — Revu. Etat parfait de la cicatrice. Disparition des ecchymoses. Exophtalmie à peu près la même.

9 septembre. — La paroi externe de l'orbite est déjà solide. L'exophtalmie est un peu moindre. Douleur moindre. Mobilité parfaite du globe de l'œil et conservation de la vue.

Novembre 1906. — Plusieurs fois, depuis l'année dernière, on a eu des nouvelles de l'opéré. Il a été revu par le docteur Lefrançois, ophtalmologiste. Il éprouve dans l'orbite quelques faibles douleurs, mais a pu cependant reprendre son métier, qui nécessite une excellente vue. L'exophtalmie a complètement disparu.

Examen histologique. — L'examen histologique de la tumeur a été pratiqué par le docteur Loeper, alors chef de laboratoire du Prof. Dieulafoy à l'Hôtel-Dieu de Paris. Il a bien voulu nous remettre la note suivante :

Incluses au collodion, les coupes ont été colorées par l'hématéine-éosine et le bleu de Unna. A un faible grossissement, la tumeur apparait constituée par des masses de cellules pressées les unes contre les autres et disposées en cordons parallèles, ménageant de nombreux espaces et fentes vasculaires, d'ailleurs dépourvus de globules rouges pour la plupart.

Les masses cellulaires sont séparées les unes des autres par de gros placards conjonctifs, formés de tissu adulte très dense, où l'on voit d'assez rares noyaux.

Avec un objectif plus puissant, il est facile de voir que les cellules de la tumeur sont de volume moyen, assez régulièrement arrondies, avec un petit noyau fortement teinté, parfois en mitose, et une zône assez réduite de protoplasma opaque. Elles sont placées bout à bout, et forment presque partout des cordons séparés par une substance intercellulaire amorphe assez colorée par l'éosine. Ces cordons ont tantôt une disposition circulaire et concentrique, tantôt rectiligne et parallèle. Sur les confins de la tumeur, la disposition en cordons est moins apparente, les éléments sont semés sans ordre, çà et là, et dissimulés sous une quantité considérable de leucocytes polynucléaires.

En aucun point, il n'existe de cellules géantes ni de pigment.

Les lacunes et fentes vasculaires sont de deux sortes : les unes n'ont pas de paroi propre visible ; les autres sont au contraire limitées par une assise de cellules endothéliales bien formées. Quelques vaisseaux adultes se voient en certains points, surtout dans les placards fibreux qui limitent ce qu'on pourrait appeler les lobes de la tumeur.

La réaction iodée n'a pas permis de constater de glycogène.

En résumé, il s'agit nettement d'un sarcome à petites cellules rondes, extrêmement jeunes, dont le développemeut a dû être assez rapide ; et la récidive peut être redoutée.

*
* *

L'Opération de Krönlein est une résection temporaire de la paroi externe de l'orbite, destinée à permettre d'inspecter facilement l'espace rétro-bulbaire et d'y manœuvrer à l'aise, tout en respectant le contenu de l'orbite. Il serait injuste de lui demander plus. Nous verrons bientôt si elle remplit son but, si elle donne plus de jour que les autres procédés, si elle ne menace pas davantage les organes renfermés dans l'orbite.

ANATOMIE. — La paroi externe ou temporale de l'orbite est triangulaire; son sommet répond au sommet de l'orbite, c'est-à-dire à la partie postérieure et interne de la fente sphénoïdale. Elle est assez régulièrement plane, dirigée obliquement en arrière et en dedans, formée par la grande aile du sphénoïde dans ses deux tiers postérieurs, et dans son tiers antérieur par l'apophyse frontale ou orbitaire de l'os malaire, et par l'apophyse orbitaire du frontal. On n'y voit que les trois sutures qui unissent ensemble ces trois pièces osseuses.

Le bord supéro-externe de l'orbite, confondu en avant avec la fossette lacrymale nous offre plus loin la suture fronto-sphénoïdale et la terminaison ou queue de la fente sphénoïdale. Le bord inféro-externe de l'orbite, constitué en avant par la face supérieure concave de l'apophyse orbitaire de l'os malaire, se confond en arrière avec la fente sphéno-maxillaire. Cette fente très apparente sur le squelette est fermée à l'état frais par le périoste, qui passe sans s'interrompre de la paroi externe de l'orbite sur sa paroi inférieure. L'extrémité antérieure de la fente sphéno-maxillaire est située à 15 millimètres en arrière du rebord de l'orbite (Tillaux).

Le bord externe de la base de l'orbite, qui nous intéresse spécialement, a été étudié de près par J. Chaillous. Il est de forme variable selon les individus. D'après l'examen de 15 crânes d'adultes, Chaillous conclut que l'apophyse orbitaire du malaire présente deux types principaux. « Le plus souvent régulièrement triangulaire, elle monte en s'amincissant vers l'apophyse orbitaire du frontal. Dans les autres cas, elle est dans les trois quarts inférieurs presque quadrangulaire et aussi large en haut qu'en bas.

Dans son 1/4 supérieur, elle diminue considérablement de largeur pour s'unir à l'apophyse orbitaire du frontal. Les sections du rebord orbitaire ayant lieu dans l'opération de Krönlein, l'inférieure près de la base de l'apophyse, la supérieure à 4 ou 5 millimètres de la suture fronto-malaire, il est intéressant de connaître les dimensions extrêmes de cette apophyse.

Sur un crâne d'enfant de 8 ans, nous avons trouvé 3 à 4 millim. pour le sommet et 10 millimètres pour la base.

Chez l'adulte, nous avons trouvé pour la base et comme dimensions extrêmes 14 et 23 millimètres, la moyenne étant de 17 à 18 millimètres. Le sommet a de 7 à 10 millimètres avec une moyenne de 8 à 8 1/2.

La hauteur de la pyramide à réséquer est de 25 à 30 millimètres.

Le côté inférieur de ce volet osseux va de la base de la pyramide à la fente sphéno-maxillaire ; il a environ 15 à 17 millimètres.

Le côté supérieur, qui va du sommet de l'apophyse à la partie antérieure de la fente sphéno-maxillaire, mesure 20 à 22 millimètres.

Telles sont les dimensions du volet osseux à réséquer. Il ne comprend que le rebord orbitaire de la paroi externe, bord épais et résistant à sa base, mince dans tout le reste de son étendue.

Toute la partie supérieure de la paroi externe, tout ce qui appartient à la grande aile du sphénoïde reste en arrière de la section osseuse ; ce sommet du triangle orbitaire externe répond en arrière à la fosse cérébrale moyenne.

Le volet à réséquer répond à la fosse temporale où descendent les fibres musculaires et le tendon du muscle temporal. Les insertions du temporal sur la face externe de la paroi orbitaire externe dépassent à peine la suture sphéno-malaire, laissant libre de toute insertion la face postérieure de l'os jugal que recouvre une graisse fluide abondante. Plus haut les fibres charnues s'implantent sur toute la face postérieure de l'apophyse orbitaire externe (Poirier, *Traité d'anatomie*).

Ces insertions sont simplement effleurées par le trait de ciseau qui va de l'apophyse orbitaire externe à la fente sphéno maxillaire.

Les fibres réunies, convergentes, forment au niveau de la crête temporale une masse épaisse et résistante. Déjà elle se sont jetées « sur les deux faces d'un tendon très résistant, de forme triangulaire, qui apparaît très haut dans l'épaisseur du muscle. »

Ces fibres, ce tendon forment l'obstacle qui limite en arrière les mouvements du volet réséqué dans le procédé de Krönlein (1).

Le périoste solidement fixé à la surface osseuse au niveau du rebord de l'orbite et des sutures ne lui adhère que faiblement sur les autres points, d'où son décollement facile dans les dissections et dans les opérations chirurgicales. Il est de plus assez mince.

Contenu. — La loge postérieure de l'orbite, placée en arrière et sur les côtés du globe de l'œil, est remplie par de la graisse (Tillaux). Au milieu de cette graisse, qui est molle, demi-fluide, peu cloisonnée, qui se laisse facilement enlever avec les pinces sous forme de petits pelotons, se trouvent placés des organes nombreux, à l'égard desquels elle joue en quelque sorte le rôle de remplissage (muscles de l'œil, artère et veine ophtalmiques, nerfs de l'orbite).

---

(1) J. Chaillous. Thèse, Paris, 1900. — Nous avons vérifié les chiffres donnés par Chaillous et pensons que la hauteur de la pyramide à réséquer est de 30 millim., environ ; que, par suite, le côté postérieur du volet, oblique, est un peu plus long.

MANUEL OPÉRATOIRE. — D'après ces considérations anatomiques, on voit que l'attaque est par ce côté facile et sans danger.

Les précautions ordinaires qui doivent précéder toute opération étant prises, la région temporale et le sourcil correspondants sont largement rasés, bien lavés et aseptisés, en même temps que les régions orbitaire et péri-orbitaire. Le cuir chevelu est recouvert d'un bonnet de caoutchouc ou plus simplement de toile stérilisé, et des compresses aseptiques limitent le champ opératoire.

La tête repose sur la table d'opération sans coussin surélevé, la face légèrement tournée vers le côté sain, de façon que la zône à opérer regarde directement en avant (ou en haut). Le malade est soumis à l'anesthésie générale à l'aide d'un cornet ou d'un petit masque stérilisable. L'aide chargé de l'anesthésie devra autant que possible garder ses mains parfaitement propres, la perfection du résultat final exigeant une rigoureuse asepsie.

Les instruments nécessaires et suffisants pour l'opération sont :

1 bistouri; 6 pinces hémostatiques; 1 rugine droite; 1 spatule ou un détache-tendon ; 1 ostéotome de Mac Even petit modèle bien tranchant; 1 maillet; 2 petits écarteurs à griffes; 1 écarteur de Farabeuf; 1 aiguille de Doyen; agrafes Michel; et en plus les instruments spéciaux à chaque cas particulier.

Les divers temps de l'opération sont :

1° Incision cutanée;

2° Incision du périoste externe et décollement du périoste dans l'orbite ;

3° Section osseuse et écartement du volet ;

4° Incision longitudinale du périoste intra-orbitaire;

5° Exploration et extirpation de tumeur;

6° Remise en place du volet osseux;

7° Suture cutanée.

L'incision cutanée est faite sur le bord externe de l'orbite presque verticalement, suivant à peu près les contours de la fosse temporale. Elle est très légèrement courbe, commence en haut à 1 centimètre environ au-dessus du sourcil, au point où la crête temporale se confond avec le bord de l'apophyse orbitaire externe; puis passe sur cette apophyse et sur l'apophyse orbitaire du malaire, s'arrondit légèrement vers son milieu pour devenir tangente au bord tranchant de l'orbite, et enfin se dirige un peu en dehors et en arrière en suivant l'arcade zygomatique. Elle mesure 6 à 7 centimètres. J. Chaillous a essayé, sur le cadavre des incisions plus longues en haut, en bas, vers la région temporale; elles ne lui ont pas donné plus de jour.

L'incision cutanée une fois faite, le périoste du rebord orbitaire sous-jacent mis à nu, est incisé exactement dans le même sens, sur toute la hauteur du rebord (3 centim. environ). Les lèvres du périoste sont détachées de l'os à l'aide de la rugine : l'externe seulement jusqu'au bord externe du rebord orbitaire ; l'interne beaucoup plus loin en dedans. De ce côté, la rugine ou mieux une spatule de bonne forme (ou un détache-tendon) est glissée entre l'os et le périoste peu adhérent, et décolle ce dernier dans toute la zône utile par de petits mouvements de va et vient, se dirigeant vers la fente sphéno-maxillaire. On a sous les yeux la colonnette osseuse formée par les apophyses orbitaires du frontal et du malaire, avec la suture fronto-malaire, si caractéristique, transversale, irrégulière, rugueuse.

Les pinces hémostatiques qui ont pu être placées, devenant gênantes, sont supprimées. Deux petits écarteurs à griffes réclinent la peau et le périoste, afin de laisser libre le passage à l'ostéotome.

On procède alors aux sections osseuses à l'aide de l'ostéotome de Mac Even. Deux sont suffisantes : l'inférieure sera faite sans crainte à la base de l'apophyse orbitaire du malaire, exactement au niveau de l'angle inféro-externe de l'orbite ; la supérieure à 6 ou 7 millimètres au dessus de la suture fronto-malaire, prudemment, un peu au-dessous de l'angle supéro-externe de l'orbite. La première est menée presque horizontalement ou très légèrement en haut et en dedans vers l'extrémité antérieure de la fente sphéno-maxillaire. Elle a de 15 à 16 millimètres. La deuxième doit être oblique de haut en bas, et de dehors en dedans, dirigée aussi vers la fente sphéno-maxillaire, aussi loin que possible, demande Valude. Elle a de 30 à 35 millimètres. De la sorte se trouve constitué un volet osseux triangulaire, dès maintenant mobile, séparé en dedans de son périoste, resté en dehors adhérent à toute l'épaisseur des tissus mous.

Facilement ce volet est amené en dehors par un écarteur, laissant la voie large pour l'exploration de l'orbite. Il suffit en effet d'inciser d'arrière en avant le périoste de l'orbite, parallèlement aux nerfs et muscles, pour voir apparaître tout son contenu, souvent masqué par la graisse de remplissage qu'on peut enlever. La section du périoste nécessite la plus grande prudence ; il faut éviter de blesser les organes profonds.

Jusque là, l'hémorragie est nulle et le fond de l'orbite est largement exposé à la vue. On découvre sans difficulté la moitié postérieure du globe, les muscles, les nerfs, le nerf optique dans ses 2/3 antérieurs. Le 1/3 postérieur de ce nerf est caché par la partie restante de la paroi externe de l'orbite, grande aile du sphénoïde, mais est cependant accessible au doigt ou aux instruments. Le nerf optique, ne se trouvant qu'à une profondeur de 3 centimètres environ, est facile à réséquer lorsqu'il est atteint de tumeur. Il peut être nécessaire pour pratiquer l'extirpation d'écarter ou même de couper le muscle droit externe. On aura soin de le suturer ensuite ; mais il importe à tout prix de ménager le nerf moteur oculaire externe ; sa section serait irréparable.

Si la tumeur siégeait plus en dedans, vers la face interne de l'orbite, il pourrait aussi être utile de diviser temporairement d'autres muscles ; il vaut évidemment mieux s'en abstenir, et nous-même avons pu sans aucune section, sans blessure d'aucun nerf, enlever un prolongement interne de sarcome. Même dans ces cas difficiles, l'hémorragie est ordinairement minime et cède facilement à la compression.

Le néoplasme étant enlevé suivant la technique ordinaire (qui est d'ailleurs indépendante du procédé par lequel on va à sa recherche), il faut reconstituer la paroi. Rien n'est plus simple. Il suffit de retirer l'écarteur et de laisser revenir à sa place, presque de lui-même, le volet osseux, qu'on aide au besoin par une douce pression. Il est en place, comble la brèche ; les lèvres du périoste sont rapprochées ; on peut les réunir, comme nous l'avons fait, par un seul point de catgut, qui d'ailleurs n'est pas indispensable. Par dessus sont appliquées les sutures de la peau avec ou sans drainage suivant besoin ; et pansement stérilisé ouaté, légèrement compressif.

On a proposé la suture intradermique.

L'opération ainsi exécutée est d'une extrême simplicité, et la guérison est rapide ; les fils sont enlevés au septième jour. La réunion osseuse est déjà assez solide au quinzième jour.

Si l'on venait à constater des signes d'infection, il est évident qu'on devrait agir comme en toute autre région. L'asepsie est tout aussi facile à réaliser ici qu'ailleurs.

Il ne faudrait pas s'attendre à voir disparaître dès les premiers jours l'exopthalmie ; dans la plupart des cas elle augmente même un peu, et cela paraît tenir à l'épanchement sanguin qui se produit toujours en arrière du globe et se traduit par une ecchymose palpébrale. A mesure que cet épanchement se résorbe, l'exophtalmie tend à diminuer ; et plusieurs fois elle a même fait place à l'enophtalmie.

Modifications apportées au Procédé de Krönlein. — Sokolow a fait la suture osseuse du volet réséqué. Cela complique une intervention très simple, et n'est pas nécessaire pour avoir une coaptation osseuse parfaite.

Czermak conseille de réséquer une partie de l'os malaire lui-même.

Becker et Gandolphe ont pratiqué cette opération sur le vivant. Elle a été rapportée par Gangolphe au Congrès de Chirurgie de Paris (1901), sous le titre de résection du trépied orbitaire (attaches orbitaire, zygomatique et maxillaire de l'os malaire), résection qui permettrait d'aborder le globe oculaire très loin en arrière, et d'opérer dans une région d'accès difficile, sinon impossible par la voie naturelle.

Jonnesco n'a changé que l'incision cutanée.

Plusieurs modifications visent les complications possibles à la suite de l'ablation des tumeurs de l'orbite, quel que soit le procédé choisi et non la voie d'accès elle-même. Nous n'avons pas à les envisager.

INDICATIONS DE L'OPÉRATION DE KRÖNLEIN. — Comme nous l'avons énoncé en commençant, l'Opération de Krönlein est un procédé destiné à élargir les voies d'accès de l'orbite, sans toucher au globe de l'œil. C'est un MOYEN de diagnostic par exploration directe et de traitement.

1° *Diagnostic.* — Au XXXIVe Congrès allemand de Chirurgie (1905), Axenfeld montre l'importance diagnostique de l'Opération de Krönlein, en citant quelques exemples tirés de sa pratique personnelle. C'est ainsi que chez deux malades la résection temporaire lui permit de reconnaître, au lieu de tumeurs du nerf optique, dans un cas une infiltration leucémique confirmée par l'autopsie, et dans le second un kyste hydatique rétro-bulbaire qui fut extirpé.

L'opération de Krönlein facilite encore le diagnostic exact dans certaines affections des cavités périorbitaires, qui pourraient en imposer pour des tumeurs de l'orbite.

Cette biopsie est vraiment indispensable ; elle met en présence des tumeurs avant leur extirpation et montre leurs rapports, leurs attaches ; elle évite dans les cas douteux les erreurs lamentables, qui ont jadis provoqué sans raison le sacrifice de l'œil.

2° *Traitement.* — Il est superflu de faire ressortir l'utilité de l'opération de Krönlein dans le traitement des lésions de la loge postérieure de l'orbite. Peut-être a-t-on voulu trop étendre ses indications, en l'utilisant pour l'évacuation des collections purulentes ou pour l'ablation des tumeurs de la paroi interne. On a pu ainsi jeter sur elle quelque discrédit. Et pourtant Axenfeld a traité avec succès une suppuration, qui, des cellules ethmoïdales postérieures, avait gagné l'orbite ; l'œil fut facilement conservé, et, en agrandissant l'incision vers le sourcil, le chirurgien put dans la même séance extirper l'ethmoïde.

Mais, en restreignant son emploi au traitement des tumeurs bénignes ou malignes de l'orbite (sauf à la face interne) et des corps étrangers, l'Opération de Krönlein rend les plus grands services dans les cas nombreux où il est indiqué de conserver le globe. Son utilité n'est pas contestable.

Est-elle *suffisante* et *supérieure* aux procédés analogues ?

Les chirurgiens qui ont l'expérience de cette méthode sont d'accord pour admettre qu'elle est *suffisante* dans presque tous les cas où il y a intérêt à conserver l'œil. La voie est large, les manœuvres opératoires sont faciles. Franke (de Brunswick) (*Congrès de Berlin*, 1905), tout en reconnaissant les mérites de ce procédé, en conteste cependant la valeur, quand il s'agit de néoplasmes développés dans la profondeur de la face interne de la cavité orbitaire, comme nous l'avons admis nous-même, et conseille pour ces cas de recourir à la découverte ostéoplastique de l'orbite qu'il a lui-même imaginée.

La résection est de plus *supérieure* aux autres modes de pénétration sans énucléation, soit qu'on passe par les parties molles (peu de jour et beaucoup de difficulté), soit qu'on attaque les différentes parois de l'orbite (beaucoup moins de jour). Peut-être peut-on faire une exception pour la méthode de Czermack-Gangolphe.

En résumé, la résection de Krönlein est celle qui donne le plus de jour, qui permet le mieux d'inspecter le fond de l'orbite, qui laisse le plus à l'aise pour y manœuvrer, dans la plupart des cas. C'est le procédé de choix pour les interventions rétro-bulbaires, lorsqu'on peut conserver le globe de l'œil.

C'est de plus une opération extrêmement facile, « extraordinairement simple » (Krönlein), dont le succès ne demande qu'une rigoureuse asepsie et quelques notions anatomiques élémentaires.

RÉSULTATS. — Le globe est intact : c'est le but cherché (Statistique de Helbron : 140 cas, 2 énucléations seulement).

L'acuité visuelle a pu souvent augmenter après l'opération, quand elle était diminuée auparavant. Mais ceci, non plus d'ailleurs que les récidives de tumeurs ou les troubles trophiques du globe, ne peut être mis à l'actif ou au passif du procédé de Krönlein.

Certains auteurs (Panas, Combalat, Helbron) admettent cependant que, pour éviter dans la plus large mesure les craintes de récidive, il vaudrait mieux se résoudre à l'énucléation, suivie d'exentération de l'orbite. Mais cette opinion n'atteint encore en rien le procédé opératoire de Krönlein, dont les indications sont naturellement limitées, mais dont la valeur, comme moyen de diagnostic et de traitement direct des tumeurs, est indéniable.

* *

Quelles sont les conséquences de l'opération ? Quel en est le Pronostic ?

Et, tout d'abord, c'est une opération sans danger pour la vie.

Bien exécutée, elle ne peut par elle-même provoquer aucun accident. Aucun organe important n'est touché ; et l'asepsie met à l'abri de toute complication.

Grace à l'asepsie, la paroi osseuse est déjà solide au bout de quinze jours et nullement déformée.

Les nerfs, les muscles peuvent parfois être coupés, sans parler bien entendu de la nécessité de cette section, dans le cas de tumeurs du nerf optique.

Pour les muscles, la réparation est possible par la suture. Quant aux ñerfs, le moteur oculaire externe seul a été lésé et encore très rarement ; il en résulte une paralysie du droit externe ; le moteur oculaire commun a dû aussi être contusionné une fois : la paralysie du droit supérieur a été passagère.

Qu'est cela comparé à l'avantage de la conservation du globe ? Et, même chez notre malade, nous n'avons rien observé de semblable, aucune section musculaire ou nerveuse n'ayant été faite. Certainement le chirurgien aura désormais le droit de prétendre, en ce sens, à des résultats encore plus parfaits que ceux qui ont été obtenus jusqu'à présent.

www.ingramcontent.com/pod-product-compliance
Ingram Content Group UK Ltd.
Pitfield, Milton Keynes, MK11 3LW, UK
UKHW021724130726
13696UKWH00006B/2514